Id 10/30

T. 2660.
O.t.2.

DISCOURS

SUR CETTE QUESTION :

QU'EST-CE QUE LA PATHOLOGIE GÉNÉRALE ?

DISCOURS

QU'EST-CE QUE LA PATHOLOGIE GÉNÉRALE ?

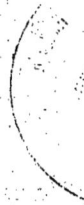

INAUGURATION

DE LA CHAIRE

DE PATHOLOGIE ET DE THÉRAPEUTIQUE

GÉNÉRALES

A LA FACULTÉ DE MÉDECINE DE MONTPELLIER.

DISCOURS

SUR CETTE QUESTION :

Qu'est-ce que la Pathologie générale ?

PRONONCÉ LE 8 AVRIL 1838

PAR

LE PROFESSEUR RISUEÑO-D'AMADOR.

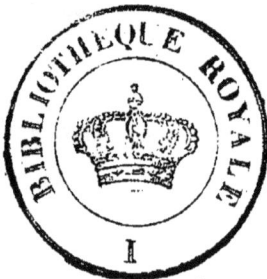

MONTPELLIER,

JEAN MARTEL AÎNÉ, IMPRIMEUR DE LA FACULTÉ DE MÉDECINE,
RUE DE LA PRÉFECTURE, 10.

1838.

INAUGURATION

DE LA CHAIRE

DE PATHOLOGIE ET DE THÉRAPEUTIQUE

GÉNÉRALES

À LA FACULTÉ DE MÉDECINE DE MONTPELLIER.

DISCOURS

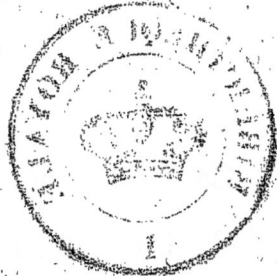

MONTPELLIER,

MESSIEURS,

Ce n'est pas chose aisée de parler Médecine dans un lieu si profondément médical. Dans l'enceinte où nous sommes, la pensée, à son insu, se rapporte

1

à des temps éloignés, mais qui vivent encore dans les souvenirs de ces murs. A cette heure, MESSIEURS, ces souvenirs accablent mon esprit et troublent ma parole ; et il n'y a, croyez-le bien, ni lieu commun, ni bienséance affectée de ma part, à réclamer de vous, et votre appui, et même au besoin toute votre indulgence.

Le nom de Montpellier est grand, et, dès son origine, illustré par les Arabes Espagnols qui furent comme la pierre angulaire de cet édifice, ce nom s'est perpétué par une tradition d'hommes et de principes, dont la chaîne, du XIIe au XIXe siècle, s'est continuée sans rupture.

Huit siècles de renom et de gloire pèsent sur nous, Maîtres ou Elèves, tant que nous sommes ! Huit siècles, dont, sous peine de nous voir déchus de leur brillant héritage, il faut se montrer dignes ! Huit siècles, pendant lesquels Montpellier a vu les Papes et les Rois demander des médecins à sa sagesse, l'Europe entière se rendre tributaire de sa science, et les peuples des deux Mondes envoyer leurs enfants y puiser la tradition médicale comme à sa source !

Sur les bancs où vous êtes assis, Messieurs, se sont assis jadis Arnaud de Villeneuve et Guy de Chauliac, Rivière et Barbeyrac; Barbeyrac, source de tout

ce qu'il y a, dans Sydenham, de re-
marquable. Là se sont assis Ranchin,
Varandé et Joubert, que Guy-Patin met-
tait en première ligne de son siècle.

Celui qui, sous le masque transparent
de la plaisanterie, inspira la sagesse ;
celui qui, seul en France, peut se com-
parer à l'Auteur du meilleur livre de
l'Espagne ; celui qui remplit l'Europe
de son nom par son esprit et ses destinées si diverses, Rabelais, prit ici sa
robe et la rendit célèbre.

Ici se rencontrèrent et Vieussens et
Pecquet, et Tournefort et Sauvages.
D'ici est sorti ce Lapeyronie, dont l'es-

prit aimable, les manières nobles et les connaissances variées relevèrent la Chirurgie dans l'opinion de la Cour et dans l'estime publique.

Tout près de ce bâtiment vécurent, et la noble famille Chicoyneau, et l'illustre Chirac, dont la destinée devint si brillante.

A deux pas de cette Ecole vécut Barthez, qu'un Héros qui se connaissait en gloire attacha avec Corvisart à son gouvernement, comme pour flatter à la fois Montpellier et Paris, et désarmer la rivalité de deux illustrations, pour le moins, égales.

Ici même, peut-être à cette place, un jeune homme de vingt ans, Bordeu, vers le milieu du siècle passé, posa dans une thèse les véritables bases de la doctrine médicale qui a fait le tour des Ecoles d'Europe.

Ici ont retenti les voix des Fouquet, des Grimaud, des Dumas, des Baumes, des Berthe, des Frédéric Bérard et des Delpech ; de MM. Prunelle et de Candolle, dont la Faculté de Montpellier ressentira long-temps ou l'absence ou la perte. Ici retentissent chaque jour celles de leurs dignes successeurs : elle résonne encore à vos oreilles, celle du Professeur-modèle dont vous aimez à entourer la chaire et à recueillir les paroles.

Que de nobles souvenirs, MESSIEURS!
que d'antiques traditions, partout ici
vivantes! J'avais donc raison d'invoquer
votre fraternelle assistance, dans un
moment où ma tâche m'apparaît avec
une grandeur difficile à dépeindre.

Mais, après avoir parlé du trouble de
mon esprit, je dois deviner, MESSIEURS,
l'impatience du vôtre; elle doit être
grande de savoir quels besoins scientifiques réels ont exigé la création d'une
nouvelle Chaire. Si je suis, en ce jour,
assez heureux pour graver dans votre
esprit la vraie notion de la *Pathologie
générale*, pour vous dire *ce qu'elle est*
et en quoi elle consiste, avec quoi on la

confond et de quoi elle diffère ; si je
suis assez bien inspiré pour vous dé-
montrer qu'elle n'est que la *science pathologique*, j'aurai satisfait, je l'espère, à
votre juste impatience. Contentez-vous
de savoir par avance, que le vœu que
Cabanis (Cabanis, MESSIEURS, marquez
bien ce nom) émettait il y a bientôt
quarante ans, s'accomplit pour Montpellier à ce jour et à cette heure.

Cet illustre médecin, qui fut aussi un
philosophe illustre, faisant au Corps lé-
gislatif l'énumération des Chaires à créer
dans les trois grandes Ecoles, s'expri-
mait de la sorte :

« A ces cours additionnels, peut-être

» serait - il convenable d'en ajouter un
» dernier, auquel l'état présent des
» sciences philosophiques permet de
» donner un caractère entièrement neuf,
» et qui, remis en d'habiles mains, peut
» avoir un grand but d'utilité : je veux
» parler d'un cours de *Méthode générale*
» appliquée à l'étude et à l'enseignement
» de la Médecine. »

Or, Messieurs, le cours de méthode
générale de Cabanis n'est autre que
celui de *Pathologie* et de *Thérapeutique*
générales, que nous inaugurons dans
cette enceinte.

Et il était vraiment digne d'un Pouvoir
fondé sur les nobles besoins de l'âme et

de l'esprit, la liberté et l'intelligence, de convier celle des hommes de notre âge à la méditation savante de ces modifications profondes de l'homme qui le constituent malade ; à l'étude, mais à une étude élevée, étendue, comparée, de tous les faits qui s'y rattachent ; et d'avoir fondé, dans cet établissement illustre, une Chaire de *Méthodes* selon Cabanis, ou une Chaire de *Pathologie* et de *Thérapeutique générales*, dont nous allons vous exposer l'esprit, avec quelques détails.

PREMIÈRE PARTIE.

L'objet de la science de l'homme,
MESSIEURS, est la connaissance de la vie;
et son but, la conservation intégrale dans
l'espace et dans la durée, de cette flamme

intérieure dont la présence ou l'absence
fait la vie ou la mort, l'homme vivant
ou le cadavre. Que cette force, que
M. Broussais comparait si bien à une
Providence intérieure; que cette force
reçoive la lumière sous des conditions
favorables; qu'elle se développe, mais
ni trop tôt, ni trop vite; que, dans les
périodes de sa durée ou dans les vicis-
situdes de ses évolutions, elle se conserve normale toujours et toujours régu-
lière; qu'elle ne soit dépensée qu'avec
mesure; que les actions correspondent
aux réactions; que celles-ci soient variées et sans cesse diverses; qu'autant
que faire se peut, il y ait partout balan-
cement, pondération, équilibre; que,

dans ses déviations même, elle puisse rentrer ou être ramenée par l'art à sa direction première : voilà, MESSIEURS, le but final de la Médecine.

En deux mots, pour l'espace, que l'enveloppe que revêt la force de la vie, l'organisation, reste intacte comme la force elle-même ; pour le temps, qu'elle dure, mais toute sa durée naturelle.

Car la Médecine ne prétend pas, renouvelant les folies de Paracelse, les paradoxes de Bâcon, ou les témérités expérimentales de la transfusion, conquérir l'immortalité pour l'espèce. Elle n'a pas, la Médecine, la prétention

aveugle de déranger les lois naturelles, qui à côté de la reproduction ont mis la destruction, et qui ont placé la mort à côté de la vie. La seule prétention de notre science, et celle-là est déjà assez haute, est d'aider la nature dans l'ac-complissement de ses lois ; et son but idéal serait, non d'éviter la mort, mais d'obtenir que l'on ne mourût que de vieillesse.

En principe, Messieurs, la naissance et la mort, la santé et la maladie sont des faits primitifs. On est malade, par la même raison qu'on naît, qu'on vit, qu'on meurt ; et, dans leur cause pre-mière, la vie, la mort, la santé et la

maladie se touchent et se confondent.
Vie, mort, santé, maladie, ce sont là
les quatre termes d'une équation que
chacun de nous doit résoudre ; ce sont
des termes dont l'un suppose les autres,
et qui, entre eux, se présupposent. La
santé est l'antithèse de la maladie, et
à elles deux, elles sont les pôles de la
vie matérielle, comme le bonheur et le
malheur le sont de la vie morale des
hommes.

C'est donc un fait primitif et absolu
que l'état de maladie : aussi existe-t-il
partout, dans tous les temps et dans
toutes les conditions possibles, mais
diversifié et à l'infini variable. Je ré-

clame de vous, ici, MESSIEURS, un surcroît d'attention ; car il s'agit, par la
diversité même des faits, d'arriver à
la nécessité des principes.

L'espèce humaine, qui se distingue
des autres espèces par tant de traits
physiologiques, ne s'en sépare pas
moins par les états morbides qui l'affec-
tent. L'homme a eu dans son partage
pathologique la plupart des maladies
exanthémateuses : telles, la variole, la
scarlatine, les pétéchies et la peste. Il
a, de plus que les animaux, les épistaxis
et quelques fièvres ; et, différemment
qu'eux, presque toutes les affections
nerveuses, l'hypocondrie surtout, et

l'hystérie. Les scrophules et la pellagre, le mal vénérien et la lèpre, aucune autre espèce ne les lui dispute; et, sans parler de celles propres aux tempéraments, aux sexes ou aux âges, il n'est pas jusqu'aux races d'hommes qui n'en aient de particulières. Le *pian*, en effet, est propre à la race indigène des Antilles; et le *yaws*, on le sait, a été apporté, par la race nègre, de Guinée en Amérique.

L'état même de calme, de tranquillité et de bonheur (assertion, Messieurs, qui paraît un paradóxe.) affecte certaines allures pathologiques propres. Quelques pléthores, les affections goutteuses et

diverses névroses reconnaissent parfois
cette seule source. Et tout comme des
épidémies de typhus, de choléra-morbus
et autres ont sévi de préférence sur les
quartiers les plus salubres de quelques
villes ; de même il n'y a peut-être pas
d'individus mieux disposés à certaines
affections malignes, et à devenir la proie
de quelques épidémies, que ceux en
qui une apparence de fraîcheur et
d'embonpoint éclate. Cette remarque
n'avait pas échappé au génie observateur
du Père de la Médecine.

La même loi s'observe, quand, après
des changements dans la vie physique
ou sociale de l'espèce, il y a eu des

changements analogues dans le système
des maladies; car, si quelques-unes ont
été enrayées, d'autres maladies sont
nées de ces conditions nouvelles. Nous
pourrions citer ici tout ce que les an-
nales de l'art nous ont transmis sur la
lèpre, qui a disparu; sur la syphilis, qui
n'est plus aujourd'hui ce qu'elle était
au temps de Béranger et de Carpy; sur
le scorbut, les affections typhoïdes et
catarrhales, qui toutes ont successive-
ment apparu, dominé et disparu; qui
toutes ont eu des récrudescences, des
alternatives et des périodes; et qui, à
leur apparition, ont, à toutes les époques, dépeuplé et épouvanté le monde.
Nous pourrions vous montrer les rap-

ports de toutes ces grandes révolutions
pathologiques , avec la marche rapide ,
stationnaire ou rétrograde de la civilisation elle-même. Mais un semblable
sujet nous ferait, à ce jour, sortir des
bornes d'un discours.

Je me permets donc , MESSIEURS , de
penser, contre l'avis de quelques illustres Pathologistes , que l'état de civilisation a aussi des maladies propres qu'il
ne partage avec aucun autre ; et que,
si la culture morale et physique de l'espèce, qui constitue la civilisation, est le
remède assuré de certaines , elle est
aussi l'occasion de grand nombre d'états
morbides qui ne ressemblent pas aux

premiers. Je me permets de penser,
que chaque condition organique a ses
maladies, comme chaque condition sociale ses mécomptes; et qu'on ne fait
que déplacer des états morbides, pour
leur substituer des états morbides dif-
férents; comme, en science sociale,
on ne fait que déplacer les inconvé-
nients d'une situation ou d'un système,
pour se donner ceux d'une situation
inverse.

Nous vivons, dans quelque situation
que ce soit, au milieu d'une foule de
causes physiques ou morales, qui, à
raison de leur dissimilitude, nous im-
priment à la fois mille et mille modifi-

cations diverses ; de sorte que, perdant d'un côté ce qu'elle acquiert de l'autre, notre vie, semblable à la toile de Pénélope, se détruit et se recompose sans cesse, et, dans ces alternatives de bien et de mal, conserve un état moyen qui en est la résultante, et qui, la rendant saine à quelques égards, la rend maladive à beaucoup d'autres.

La nature a donc semé avec profusion les conditions des maladies. Heureusement que si elle les donne, elle aussi les guérit. En fait, elle est la première hygiène, elle est aussi la première thérapeutique. C'est elle qui blesse, mais c'est elle qui guérit, comme cette lance de Pélias, dont la rouille cicatrisait les plaies qu'elle avait faites.

Et de ce côté, Messieurs, l'homme est plus mal partagé qu'aucun autre être. Les priviléges qu'il a reçus à certains égards, l'homme les paie comptant à certains autres ; et les avantages d'une plus exquise sensibilité, d'une sociabilité plus délicate, ses facultés variées et sa perfectibilité indéfinie, sont, dans la balance de la destinée humaine, compensés par un surcroît de souffrance. Il a plus de maladies, parce qu'il a des situations physiques, organiques et sociales plus nombreuses qu'aucun autre être. Il a plus de maladies, comme

il a plus de passions, de besoins, d'affections et d'intelligence. Il est plus mal-
heureux, parce qu'à certains égards il
est plus heureux ; car, si, comme dit
Pascal, il est dangereux de faire voir à
l'homme sa grandeur sans sa bassesse,
il est plus dangereux encore de trop lui
faire voir combien il est égal aux bêtes,
sans lui montrer sa grandeur. Disons
donc, avec le Génie sublime à qui nous
devons les *Pensées* et les *Provinciales* :

« L'homme n'est qu'un roseau le
» plus faible de la nature, mais c'est
» un roseau pensant. Il ne faut pas que
» l'univers entier s'arme pour l'écraser :
» une vapeur, une goutte d'eau suffit

» pour le tuer. Mais quand l'univers
» l'écraserait , l'homme serait encore
» plus noble que celui qui le tue, parce
» qu'il sait qu'il meurt ; et l'avantage
» que l'univers a sur lui, l'univers n'en
» sait rien. Ainsi toute notre dignité
» consiste dans la pensée ; c'est de là
» qu'il faut nous relever, non de l'espace
» et de la durée. »

La même diversité se révèle à l'observation, quand on étudie non plus les
maladies , mais les conditions essen-
tielles qui les constituent. Quelle oppo-
sition entre les causes et leurs effets, les
effets et leurs causes ! Une très-petite
piqûre au plus petit des orteils fera

naître d'affreuses convulsions. Un atome
de virus, de venin ou de matière pu-
tride, donne la mort, introduit dans
les veines ; et par contre, une consti-
tution épidémique, intense, violente,
meurtrière, qui ravage une contrée,
laissera quelques individus, sans trop
savoir pourquoi, hors d'atteinte.

Nos organes sont capables des transformations les plus singulières, comme
nos forces des modifications les plus in-
compréhensibles. Quels degrés d'altération dans nos tissus, depuis la simple
rougeur de l'érythème jusqu'à la production d'animaux parasites ! Quels degrés
de viciation dans nos forces, depuis le

somnambulisme naturel jusqu'au simple
spasme ; depuis les états morbides qui
simulent la mort, tels que la catalepsie,
jusqu'à ceux qui semblent une affreuse
exagération de la vie, tels que les convulsions !

Quelle différence dans la nature même
des maladies !.... Comparez la concen-
tration des sens dans l'hystérie, à leur
exaltation dans la furie maniaque ! Comparez le délire à la démence, et l'idio-
tisme, qui rapproche l'homme de la
brute, à l'extase, qui semble l'élever à
une sphère au-dessus de lui-même !
Voyez un tétanos à côté d'une paralysie,
la pléthore à côté de l'anémie ; et com-

parez enfin les inflammations franches avec la putridité et la gangrène !....

Que de mécomptes , MESSIEURS , dans les *signes !* Les altérations organiques simulant toutes les maladies ; et le système nerveux ayant à lui seul comme l'empreinte de l'organisme, prenant le masque des altérations les plus graves !... Que de symptômes sans maladies, et que de maladies sans symptômes !... Que de morts sans maladies apparentes, et que de maladies, et même de morts, sans altération visible !.....

Que d'enveloppes trompeuses masquent les états morbides et les déna-

turent !..... Quelle série de transformations, de métamorphoses, de nutritions
viciées, de sécrétions perverties, de
modifications maladives, de tout genre,
se passe, MESSIEURS, dans ce laboratoire
mystérieux de la vie, dont la vie seule
a le mot, et dont elle seule pourrait
déchiffrer l'énigme !.....

Et que ferons-nous de cette effrayante
diversité, maintenant qu'il nous est per-
mis de la contempler dans sa réalité véritable ?....

Eh bien ! MESSIEURS, c'est justement
cette variabilité des faits qu'exige la
science des principes ; et savoir que

les maladies et leurs conditions sont si variables, en est déjà un. C'est cette variabilité des faits qui exige quelque chose qui atteigne l'immuable ; comme les diverses impressions de nos sens, les odeurs, les saveurs, les sons et les couleurs, exigent une faculté de sentir, qui, une en son essence, puisse leur donner l'*unité* qui leur manque : c'est le rôle que remplit la *science pathologique*. La ressemblance et la différence des maladies permettent, en effet, de les ramener à certaines formes primitives, de trouver les lois de leur production et de leur guérison, et de créer, enfin, la *Pathologie générale* ou la *science patho-logique* ; de même à peu près que les langues, résultat des lois de notre esprit, ont, dans leur marche et leur développe- ment, des ressemblances qui permettent aussi de les ramener à certaines formes primitives, et de créer la *Grammaire générale*, qui régit et gouverne les grammaires particulières de tous les idiomes.

Mais de ce besoin, Messieurs, de ce besoin, de quelque chose d'absolu et de général, sont nés aussi et naissent les *systèmes*. Ce qui rend la science possi- ble rend les systèmes inévitables, et le bien et le mal, comme en toutes cho- ses, se touchent et se confondent. Eh ! Messieurs, puisqu'un préjugé vulgaire confond assez souvent l'un et l'autre, tâchons , car c'est ici le lieu et l'heure , de faire voir, par un parallèle suivi, en quoi la *science pathologique* diffère des *systèmes :* ce sera l'objet de la seconde partie de ce Discours.

DEUXIÈME PARTIE.

Quand l'œil de l'observation plonge dans la variété infinie des maladies, il découvre sans peine, et des ressemblances dans les différences, et des diffé-

3

rences dans les analogies même des états morbides. L'observation voit que les plus analogues des maladies diffèrent, et que les plus différentes se ressemblent. Par le côté analogue, les maladies montrent leurs affinités ; et saisies ou à saisir, il faut bien que ces affinités existent. Sans affinité, sans ressemblance avec les autres, chaque maladie serait un fait isolé dans la nature, fait indéfinissable autant qu'incompréhensible. Sans les choses communes, Hippocrate n'aurait jamais fait ses immortels *Aphorismes :* et ce divin Génie, après avoir voyagé dans la Scythie et la Lybie, contrées opposées s'il en fut, n'aurait pas affirmé que ses principes pathologiques leur étaient également

ment applicables. Sans les choses communes, Sydenham et Grant n'auraient
pas reconnu, par leur observation per-
sonnelle, les mêmes fièvres dont le
divin Vieillard parle dans ses *Epidémies.*
Sans les choses communes, enfin, l'observation médicale n'eût jamais été con-
densée en principes. .

Mais, d'un autre côté, MESSIEURS, si
toutes les maladies naissaient de même,
si toutes se développaient par des lois
identiques, si toutes se jugeaient par
des mouvements analogues, si toutes
enfin étaient sous l'empire d'un seul
principe, et qu'il leur fût donné à toutes
de se révéler au-dehors par un signe

indicateur fixe ; si , en un mot , il n'y
avait plusieurs conditions communes au
lieu d'une seule , et des différences dans
les analogies même , la *Pathologie générale*, à force d'identifier les conditions
des maladies , serait inutile et trop facile,
peut-être l'un ou l'autre , peut-être l'un
et l'autre.

Une maladie individuelle ne serait pas
telle, si , de quelque côté , elle ne différait
pas des autres , dans les conditions même
qui sont communes à toutes. Chaque
maladie spéciale irait vite se confondre
dans une unité mensongère , et même se
perdre dans l'océan infini des existences.
Sans les différences dans les conditions

communes, la science médicale serait la plus aisée des sciences ; sans elles, l'expérience, il y a long-temps, ne serait plus trompeuse, ni les jugements scabreux et difficiles. Sans elles, Hippocrate n'aurait pu décrire, en grand maître, les traits différentiels des Scythes et des habitants du Thase ; et Baglivi dire avec tant de profondeur : « *Scribo hœc in aere romano.* »

Sans les différences dans les conditions communes, les *Nosographes*, au lieu d'une seule maladie, ne nous auraient pas décrit plus de deux mille espèces, et les faits individuels ne continueraient pas à être un tourment et un

besoin pour notre science. Il y a donc,
Messieurs, plusieurs conditions communes des maladies; il y a des différences dans ces conditions mêmes; c'est
incontestable.

Or, que font les *systèmes*, et que fait
ici la *science pathologique?* Les premiers,
de tous ces faits, ne tiennent compte que
d'un seul; ils étudient, non pas toutes
les conditions, mais une seule condition
parmi toutes. Chaque système ne prend
dans les choses communes qu'une seule
chose commune, parmi les analogies
qu'une seule chose analogue, et dans les
généralités qu'un seul principe; et efface
ainsi, ou oublie toutes les *différences.*

J'ai toujours la crainte secrète, MES-
SIEURS, que des matières si élevées, et
pourtant si indispensables à connaître,
ne puissent se laisser bien pénétrer sans
le secours de quelques comparaisons
prises à un ordre de faits plus accessi-
ble : permettez-moi donc de les emprun-
ter aux sciences morales. Comme, dans
ces dernières, il s'agit d'objets dont le
sentiment seul est juge, l'intervention
d'une attention suivie n'est pas si indis-
pensable.

Je comparerai donc volontiers les
systèmes en Médecine aux idées diverses
que les Moralistes se sont faites de la
nature humaine.

Trois ou quatre Ecrivains d'une sagacité rare ont eu le bonheur de peindre l'homme, d'étudier ses mœurs, et de traduire les résultats en maximes ; de voir nos vices, et de les châtier en moralistes : ce sont surtout, vous ne l'ignorez pas, La Rochefoucauld, La Bruyère et Vauvenargues.

Eh bien ! Messieurs, chacun de ces Moralistes a pris la nature morale par une face. La Rochefoucauld a vu surtout le côté mauvais de nos actions, et les motifs cachés de nos vices. Vauvenargues, au contraire, y a surtout cherché les ressources que l'homme conserve pour la vertu, et les dispositions qu'il y porte. La Bruyère, plus encore que les dispositions bonnes ou mauvaises de l'homme, a dépeint l'effet qu'il produit dans le monde.

Vous pensez bien, Messieurs, qu'aucun de ces trois Moralistes n'a peint la nature humaine tout entière; que, bien au contraire, prenant une seule des conditions communes de nos actions, ils ont complétement négligé les autres. Or, c'est là ce qu'ont toujours fait et ce que continueront de faire les systèmes en médecine.

Mais si c'est là le rôle des *Systèmes*, celui de la *Pathologie générale* me paraît

tout autre. C'est, en effet, de l'étude des
conditions communes, mais de toutes
les conditions communes des maladies,
même les plus différentes, que la *Pathologie générale* se forme et se constitue;
comme la science de la morale, pour
être complète, se compose autant de nos
dispositions pour la vertu, que de nos
penchants secrets pour le vice. La *Pathologie générale*, à l'inverse des *Systèmes*,
se préoccupe plus des principes que
d'un seul principe; et c'est des oppo-
sitions mêmes des maladies pour naître,
marcher, se développer, croître, se
juger et se guérir, que la science pathologique tire autant de profit que des
ressemblances.

Mais poursuivons notre parallèle, et passons à un second trait différentiel entre la science pathologique et ce qui la simule. Prouvons que, loin de se confondre avec les *Systèmes*, elle les juge; qu'elle les détruit en les jugeant; que tandis que les *Systèmes* voient la science de profil, la *Pathologie générale* seule la voit en face; et qu'enfin, elle ne se constitue qu'en les démolissant pièce à pièce.

L'anatomie pathologique s'empare-t-elle des dépouilles de nos organes, et, dans ces restes de la mort, cherche-t-elle quelque trace de l'action instable et fugitive de la vie?.... La *Pathologie géné-*

rale donne à l'anatomie morbide toutes les facilités d'étudier à son aise les altérations de nos tissus, et lui permet amplement de se complaire dans ses recherches ; elle la guide même, et l'éclaire par ses méthodes. Mais dès que l'anatomie morbide prétend, à elle seule, constituer la science et se substituer à la Pathologie , la *Pathologie générale* l'arrête ; et forcément, elle lui apprend, ou, selon le cas, elle lui rappelle, que la Médecine, il y a deux mille ans, s'est constituée science sans elle ; que si elle la complète, et à bien des égards la sert, ce n'est pas à elle à donner les lois interprétatives des faits, mais à les recevoir d'une science totale, plus haute.

L'anatomie pathologique veut-elle se constituer branche de la Pathologie ; et a-t-elle la louable intention d'éclairer l'histoire des affections morbides ?... La *Pathologie générale* applaudit de bon cœur à une si louable entreprise.

Elle donne des éloges aux efforts de Bonnet pour expliquer la *mort* par les altérations organiques.

Elle félicite Morgagni, quand il se sert des altérations pour concevoir, non plus la *mort*, mais la *maladie;* introduisant ainsi l'anatomie morbide dans la *séméïotique.*

Elle admire sincèrement Bichat, faisant naître d'une seule pensée deux belles sciences, l'*Anatomie générale* et l'*Anatomie pathologique*, et par elles allant droit à l'explication, non plus de la *mort*, comme Bonnet, ni comme Morgagni, de la *maladie*; mais pénétrant jusqu'au sanctuaire même de la *vie*, et, par le mécanisme des altérations, devinant les procédés de la force plastique.

Mais, tout en admirant et ces découvertes et ces hommes, la *Pathologie générale* dit à Bonnet qu'il s'est souvent mépris en prenant les moindres altérations pour des causes de mort; qu'il a souvent confondu les effets des altérations avec ceux des causes; tout

comme le rang, l'importance et l'action
des causes mécaniques, organiques ou
vitales, quoique si diverses. Elle lui
reproche de n'avoir pris pour objet
d'étude que des altérations rares, mer-
veilleuses, extraordinaires ; et d'avoir
manqué à cette règle du bon sens, qui
veut qu'on étudie surtout les affections
communes ; règle dont Stoll a, un siècle
plus tard, si bien fait sentir les avantages.

Elle reproche à Morgagni l'idée de
cette échelle thermométrique qui devait,
selon lui, être la traduction fidèle, en
nature et en degrés, des symptômes
aux altérations et des altérations aux
symptômes.

Elle ne peut enfin dissimuler au génie de Bichat, d'avoir, peut-être à son insu, trop matérialisé l'observation, en se demandant : *Qu'est-ce que l'observation si l'on ignore le siége du mal ?* Pensée qui a servi de texte et de prétexte à toutes les aberrations de l'époque.

La *Symptomatologie* arrive-t-elle avec ses tableaux descriptifs des maladies? Etale-t-elle à nos yeux la richesse des détails et le luxe des descriptions ? Invente-t-elle des tableaux synoptiques pour chaque maladie; dans une maladie, pour chaque fonction; dans chaque fonction, pour un organe ; dans chaque organe, pour un tissu ; et dans chaque tissu, pour les moindres nuances de couleur, de consistance, de dureté ou de mollesse?... La *Pathologie générale* accepte le principe des descriptions, mais rejette avec dédain ces inventaires des altérations et cet état des lieux des symptômes.

Elle dit à la *Symptomatologie*, que ses labeurs sont estimables, mais par malheur stériles. Elle lui apprend que ce n'est pas ainsi qu'ont procédé les grands Maîtres, qui, comme les grands Artistes, ont souvent, dans quelques coups de pinceau, esquissé des chefs-d'œuvre; qu'ainsi procédait Hippocrate dans ses *Épidémies*; qu'on admire encore les descriptions d'Arétée, que nos

4

tableaux synoptiques n'ont, que je
sache, ni surpassées, ni égalées même.
Que ce n'est pas le nombre des détails
qui fait la ressemblance d'un portrait,
mais les délinéaments primitifs et l'art
de saisir ce qu'il y a de fondamental, de
caractéristique dans les physionomies !
Qu'agir ainsi, c'est mériter, après vingt
siècles, le reproche qu'Hippocrate, et
de nos jours Boërhaave, adressèrent aux
Gnidiens, et que Galien a répété contre
les Empiriques de son siècle. Qu'à con-
tinuer de la sorte, on pourra faire des
ouvrages froidement descriptifs, se perdre dans des détails minutieux, et comme
dans les tableaux de Gérard-Dow, attein-
dre la perfection d'une nature commune,

mais non s'élever à la vraie notion de l'art et des procédés supérieurs qui le guident.

La *Nosographie*, à l'aide de ces procédés mécaniques, veut-elle fixer la physionomie mobile des maladies, et affecte-t-elle de croire qu'elles ne se déguisent jamais entre elles?.... La *Pathologie générale* lui démontre que parfois une maladie existe sans symptômes; comme l'amour, la haine, la jalousie et toutes les affections morales, ne se laissent pas toujours deviner par la physionomie qui leur est propre, et, qui plus est, revêtent souvent celle des passions qui leur sont le plus contraires.

La *Thérapeutique*, par une aberration inconcevable, veut-elle remplacer la raison par les chiffres, et l'art fécond d'induire par l'art muet de compter; la science des indications, enfin, par l'arithmétique?... La *Pathologie générale* s'arrête, en passant, à lui montrer le ridicule de ses prétentions; et, assez heureuse pour trouver de l'écho dans les enseignements analogues, elle lui répète, par la bouche d'une Célébrité médicale, organe de la *Pathologie générale* à la Faculté de Paris, que « des » nombres il ne peut jamais sortir que » des nombres, et que les nombres » n'ont plus la puissance dont les avaient » doués les Pythagoriciens. »

Et elle ne s'arrête pas à nos jours,
MESSIEURS, elle remonte les âges, exa-
mine les doctrines ; et, si elle loue Galien
dans ses vues profondes sur la maladie ;
si elle admire la force et l'étendue de ce
Génie, qui, après qu'Hippocrate l'eut
constituée, organisa, lui, cinq siècles
plus tard, la science pathologique ; si
elle admire, dis-je, toutes ces choses,
elle fait aussi justice de ses aberrations
si nombreuses.

Dans Fernel, si la *Pathologie générale*
loue son *Universa medicina*, et dans sa
Médecine universelle, sa pathologie et
surtout la séméïotique, qui, à elles
seules, lui ont valu le titre de *restau-*

rateur de la médecine, elle rejette avec la même impartialité sa *physiologie*, embarrassée, selon la judicieuse remarque de Houlier, son contemporain et son collègue, de toutes les subtilités des Arabes et des Arabistes.

Mais tous ces services, la *Pathologie générale* ne les accomplit que dans un temps successif. C'est à force de discussions et de luttes qu'elle éclaircit chacun de ses problèmes ; car c'est ainsi que la science se forme par une gradation insensible.

Chacune de ses parties, l'étiologie, la symptomatologie, l'anatomie pathologique, jusque-là immobiles et séparées, une fois vivifiées par la *Pathologie* et la *Thérapeutique générales*, se meuvent; alors aussi elles se rapprochent, se touchent, et en se touchant se confondent; alors aussi elles se remplacent mutuellement, se substituent dans les doutes, et s'entr'aident dans les perplexités de la pratique. L'étiologie remplace la symptomatologie, quand celle-ci est muette. Cette dernière aide ou se substitue à l'étiologie, quand l'étiologie est insuffisante. L'anatomie pathologique éclaire le problème, quand les autres sources gardent le silence. Et la thérapeutique les remplace toutes, et leur sert merveilleusement de contre-épreuve :

comme une opération sert de contre-épreuve à une autre en mathématiques ; comme l'algèbre éclaire la géométrie ; et comme les corps chimiques se servent réciproquement de réactif. L'insuffisance de chacune de ces sources fait la nécessité de toutes ; toutes sont nécessaires parce que chacune est insuffisante, et leur nécessité réciproque vient de ce que, individuellement, aucune n'est et ne peut être la science tout entière.

Et c'est ainsi, Messieurs, que la *Pathologie générale* devient à la longue une science grande et belle, dans laquelle l'élévation des vues, l'intelligence des vérités profondes et la fécondité des ap-

plications, donnent naissance à un esprit
général philosophique qui finit par do-
miner la Médecine.

Cette époque commença, pour notre
science, vers la deuxième moitié du
xviiie siècle. Bordeu et Barthez, d'un
côté ; Haller et Morgagni, de l'autre,
exécutèrent alors, pour la Médecine, ce
que Montesquieu faisait pour les sciences politiques ; ce que Reid et Loke
faisaient pour les sciences de l'enten-
dement ; Lavoisier, pour la chimie ;
Linné, pour la botanique ; et Saussure,
pour la géologie. A cette époque de tant
de transformations scientifiques mer-
veilleuses, dans la Pathologie aussi,

chaque théorie fut reprise et étudiée ;
l'application de chacune des sciences
à la nôtre élucidée ; et de tous ces éléments séparés, s'est lentement formée,
et se forme encore, une science progres-
sive, préférable aux systèmes exclusifs,
puisque l'arbitraire des hypothèses est
remplacé par l'accord des vérités succes-
sivement conquises.

Déduisons donc, de cette seconde
différence, entre la *Pathologie générale*
et les *Systèmes*, qu'à l'inverse de ces
vues exclusives de la maladie, la science
pathologique est une vue large, élevée,
générale, mais impartiale et compré-
hensible, de tous les faits et de toutes

les doctrines ; que cette vue profite de
tout, après avoir tout soumis à son
critère ; qu'elle conçoit la science et ne
l'improvise pas, la constate sans vouloir la trouver toute faite ; et qu'elle
est si peu les systèmes, que, comme
nous venons de le prouver, elle les
juge.

Il y a plus, MESSIEURS, c'est que,
bien comprise, elle aurait épargné plus
d'un écart à la Médecine.

Dites, en effet, si, avec une idée vraie
de la nature des maladies, on aurait eu
à déplorer les erreurs de Galien, les
folies de Paracelse, les rêves des Alchi-

mistes, les paradoxes de la Secte mé-
canique, les sublimes aberrations de
Stahl, les disputes oiseuses des Hecquet
et des Sylva. Dites par contre, MESSIEURS,
si avec une connaissance profonde des
modifications pathologiques ; dites, je
vous prie, si la Faculté de Paris aurait,
il y a trois siècles, lancé son décret
contre l'antimoine ; si l'inoculation ,
dans le xvIII[e] siècle, eût été proscrite,
et la transfusion du sang, au xvII[e],
mise en vogue. Croyez-vous toutes ces
aberrations possibles, s'il y avait eu en
permanence comme un code vivant des
vérités imprescriptibles de la science de
l'homme?.... Non, MESSIEURS, la Médecine n'aurait pas eu à gémir sur tous

ces errements, pas plus qu'avec de justes notions de chimie, les Alchimistes n'auraient rêvé la transmutation des métaux, et qu'avec une Astronomie bien faite, on n'aurait imaginé la cabalistique et tous les faux raisonnements de l'astrologie judiciaire.

C'est donc la *Pathologie générale*, qui a toujours jugé et démoli les *Systèmes*. C'est elle qui a toujours veillé sur la science, quand la chimie a voulu la séduire par ses analyses, la physiologie la distraire avec ses expériences, l'anatomie pathologique l'absorber avec ses cadavres. C'est elle qui a toujours démontré les erreurs cachées, détruit les espérances illégitimes, renversé les illusions des systèmes, et, après des oscillations sans nombre, fait reprendre à la science son véritable aplomb.

Faisons voir maintenant, par une dernière différence, que les *Systèmes* ne sont que des tentatives avortées de *Pathologie générale;* que ce sont des essais de Pathologie, mais qui ne forment jamais la *Pathologie générale* elle-même.

Que se sont, en effet, proposé, à toutes les époques, ces équations algébriques, qui, dans un mot et avec une idée, prétendent faire toute une science ?

La réponse me paraît facile. Elles ont eu pour but la compréhension des maladies, et, pour cela, elles ont débuté par celle de la maladie elle-même. Tout système, dans ce sens, est et a été une *Pathologie* et une *Thérapeutique générales* plus ou moins bien faites.

C'est à savoir comment les maladies naissent, se développent et se guérissent; c'est à savoir comment la santé se soutient, et puis comment elle se dérange; de quelle manière la vie s'use à la fois et s'entretient, s'altère et se rallume; c'est pour savoir toutes ces choses, MESSIEURS, que les *Systèmes* ont pris naissance. Chacun d'eux a donné de tous ces grands problèmes une solution différente. La science, avec cette solution, a vécu pendant une époque; l'expérience a détruit ou modifié le système; un autre a remplacé le premier, qui, à son tour, a aussi donné son mot sur ces grands principes. De la sorte, ils se sont toujours placés au cœur de la Médecine, et nous ne serons plus étonnés, MESSIEURS, si la *Pathologie* et la *Thérapeutique générales*, qui en sont le sujet, occupent véritablement le centre.

Laissons donc répéter en paix qu'il n'y a pas de *Pathologie générale scientifiquement possible*. Qu'on nous dise seulement ce que faisaient Stahl et Boërhaave,

Hoffmann et Cullen, Brwn et Rasori.
Qu'on nous dise ce que font chaque
jour et chaque heure ceux qui s'irritent
le plus contre elle.

Prenons au hasard, MESSIEURS, le
programme du premier-venu des systèmes, et voyons si ce ne sont pas là,
depuis Hippocrate jusqu'à MM. Broussais
et Hahnemann, les grandes questions
qui ont toujours préoccupé les esprits
et agité les Ecoles.

Quelle est l'origine des maladies ?....

Quelle est leur nature?....

La manière d'agir des causes, et la
signification des symptômes?

5

Quels sont les états morbides et leur nombre ?

Leurs connexions et leurs différences ?...

Eh bien ! MESSIEURS, ce que je viens de copier tout simplement chez Hahnemann, est justement le programme que vous trouverez chez Sylvius et Boërhaave, chez Chirac, Brwn, Broussais et Rasori.

Demandez, d'ailleurs, à ceux dont la fougue sera la moins retenue contre les idées générales, s'ils auraient par hasard quelques principes à vous fournir qui puissent vous guider dans l'étude des maladies..... Ils vous diront qu'ils ont

une théorie à vos ordres, ils se garde-
ront bien de dire un système; ils vous
diront qu'ils ont une théorie, c'est-à-
dire une *Pathologie générale* toute prête :
théorie, bien entendu, claire, simple
et lucide, qu'un quart d'heure suffit
pour apprendre et quelques traits de
plume pour l'écrire. Toute maladie vient
du *strictum* ou du *laxum*, dira Hoffmann
d'après Thémison; et Brwn, renchéris-
sant sur cette idée, vous démontrera
que toutes les maladies naissent de la
faiblesse; et les Elèves de M. Broussais,
retournant la pensée, que toutes ne sont
qu'un excès de force.

Est-ce là, Messieurs, autre chose que

des pathologies générales?... Non certes,
mais ce sont des *Pathologies générales
systématiques*, et partant mauvaises.

De la *Pathologie générale* aux *Systèmes*, la différence est donc dans l'exé-
cution, non dans l'intention ; la différence
est dans la manière de faire la science
en généralisant, non dans l'intention de
généraliser, qui est et ne peut être que
la même.

Qu'est-ce, en effet, que généraliser?

C'est penser ; et même une idée générale bien déduite n'est que la pensée
synthétique, à son point culminant de
force et de puissance. Dans le besoin

de généraliser, ce n'est pas la volonté
qui nous guide. A la vue des faits individuels, spontanément la pensée les ras-
semble. C'est là un de ces besoins de la
raison, auquel elle obéit par un instinct
(et c'est là le sien) plus fort qu'elle-
même. Cet instinct de l'intelligence
existe en nous et coexiste dans nos sem-
blables ; il a existé et continuera de se
montrer, bien ou mal dirigé, comme
tous les instincts possibles, à toutes les
époques de l'art.

Les Asclépiades, par cet instinct,
avaient une *Pathologie générale*, c'est-
à-dire des idées générales, c'est-à-dire
encore des principes en rapport avec

leur pratique. Les principes d'Hippocrate, ou plutôt la *Pathologie générale*
de ce grand homme, fut aussi supérieure
à celle de ses devanciers, que sa pratique le fut à celle des Prêtres du temple de Cos, dont il était le descendant.
Les Empiriques anciens, malgré eux-
mêmes, avaient une *Pathologie générale*,
c'est-à-dire des principes; puisque, bons
ou mauvais, ils en avaient de fixes. L'*analogie* était une de leurs sources pratiques.
Or, l'*analogie* s'appuie sur le semblable,
et le semblable suppose des qualités communes. Sans s'en douter, sans le vouloir,
les Empiriques anciens, comme ceux de
nos jours, faisaient donc ce contre quoi
ils s'insurgeaient en aveugles.

TROISIÈME PARTIE.

On se tromperait donc grandement, MESSIEURS, si l'on pouvait croire que la *Pathologie générale* n'est qu'une pure spéculation destinée à amuser les loisirs du Médecin philosophe. Elle n'est, et elle ne sera pas, cette Chaire, un objet de luxe scientifique, et le Professeur n'aura pas pour mission de vous faire promener, croyez-le bien, MESSIEURS, dans les *espaces imaginaires*.

Nous ignorons si c'est faiblesse de prédilection pour nos études les plus chères ; mais nous osons croire, jusqu'à démonstration du contraire, qu'on ne peut être Médecin, dans le sens strict du mot, sans l'intime connaissance de cette science, c'est-à-dire sans être et devenir pathologiste.

On ne le devient pas par la simple connaissance nosographique des maladies ; on le devient encore moins par les détails vulgaires des drogues, et l'art routinier de les accoler aux noms de nos souffrances. Mais on le devient par la vue intime et réelle de l'objet de la science ; car c'est de là que relève la différence entre tel médecin et tel autre ; la différence, dis-je, entre leurs succès et leurs insuccès, leurs revers ou leurs réussites.

Celse, qu'on a si bien qualifié de *Cicéron de la Médecine*, disait : qu'il y avait dans un Médecin certaine qualité qui ne peut se nommer, ni même se bien comprendre. C'est ce *je ne sais quoi* qui faisait la différence que Martianus apercevait entre lui-même et Galien; et c'est pourquoi il lui dit, à Rome, en le rencontrant :

« J'ai lu les *Pronostics* d'Hippocrate » comme toi; pourquoi ne puis-je pas » pronostiquer comme toi?...»

C'est que Galien était un pathologiste profond, et que Martianus n'était, au plus, qu'un mince anatomiste.

C'est que, si l'étude approfondie de la *Pathologie générale* ne donne pas, précisément, ce qu'on est convenu d'appeler, dans le jargon de l'art, l'*expérience*, elle développe cet instinct qui la remplace et qui vaut mieux qu'elle. Singulière science, MESSIEURS, qui n'équivaut pas en tout point au génie, mais qui donne le succès ou le prépare !

Si vous désirez donc devenir pathologistes, élevez-vous au-dessus de la sèche et froide *nosographie*.

Selon Sauvages, le nombre des espèces de maladies dépasse deux mille deux cents, et Zimmermann ne l'évalue pas à un plus petit nombre. Vous trouvez-vous disposés, MESSIEURS, à confier à la mémoire les détails infinis de toutes ces individualités morbides ?..... Cette entreprise serait aussi vaine que celle

de vouloir reconnaître, sans idées générales, sans méthodes et sans guide, les
cent mille espèces que compte aujour-
d'hui le règne animal, ou les quatre-
vingt mille du règne végétal lui-même ;
aussi impossible que d'apprendre tous
les mots d'un dictionnaire, et croire par
là posséder une langue. La science pathologique ressemblerait alors à la langue chinoise, qui, à l'inverse des autres
langues, représente les idées et non les
mots; ce qui explique son état stationnaire, et le temps infini qu'exige sa
culture.

Or, sans la *Pathologie générale*, nous
en serions là pour les individualités

morbides. Nous en serions là, c'est-à-
dire à la méthode alphabétique, pour
étudier les maladies; comme Manget a
fait dans sa *Polialthée*, et James dans
son *Dictionnaire universel de Médecine.*
Nous en serions là, MESSIEURS, comme
avant Tournefort et Linné on l'était en
Botanique.

On raconte, à ce propos, que les
Herboristes furent au désespoir quand
ils virent les illustres Botanistes que je
viens de nommer, ranger, sous des méthodes philosophiques, toutes les plantes
dont on avait jusqu'alors la connaissance. C'est que jamais la routine ne fut
d'accord avec la science; et peut-être, en

Pathologie, il ne manquerait pas, à bien
chercher, quelque Herboriste des maladies disposé à crier à la *superfétation*,
voyant la *Pathologie* et la *Thérapeutique
générales* pénétrer dans notre Ecole.

Cet enseignement sera donc, Messieurs, un enseignement souverain dans
le monde des idées. Or, la souveraineté
des idées, dans ce monde, a toujours
amené celle des choses : l'histoire des
systèmes l'atteste en Médecine, l'histoire
des révolutions l'atteste en politique.
C'est ici, en effet, où vont se retrouver
les grandes vérités médicales, destinées
à gouverner la science sous une forme
ou sous une autre.

La *Pathologie générale* sera donc la science elle-même critique et dogmatique à la fois. La *Pathologie générale* sera la logique appliquée aux grands faits de la Médecine ; elle sera, pour nous servir d'une expression de Montesquieu, la science des rapports, mais de tous les rapports de la maladie ; et cela, dans sa formation primitive, originelle ; dans son développement successif, continu ou périodique ; dans sa marche, lente ou rapide, saccadée ou suivie ; dans sa durée, longue, courte, instantanée ou indéfinie ; dans ses mutations, ses substitutions, ses métamorphoses, ses entrelacements singuliers et complexes ; dans ses terminaisons variées et nombreuses ; dans la multiplicité des éléments qui la composent ; dans les mille et une combinaisons qu'elle affecte , comme dans toutes les transformations, organiques ou non , qui la constituent.

Il s'agit donc de vous fournir un instrument médical en précepte et en action, pour juger à l'avenir, et les systèmes et ceux qui les inventent , et l'art et ceux qui le pratiquent, et la science et ceux qui ajoutent ou croient ajouter à ses progrès ; un instrument, enfin, pour vous juger vous-mêmes, MESSIEURS, au tribunal de la bonne Médecine.

Elle est donc, la science pathologique,

comme le code des lois fondamentales qui régissent la formation, le développement et la destruction des maladies. Hors d'elle il n'y a point de science, c'est-à-dire de connaissance raisonnée des maladies ; et l'étude de ses lois constitue la science pathologique, comme l'étude des lois de l'affinité constitue toute la chimie ; celle du mouvement des corps solides et fluides, la science de l'adynamique et celle de l'hydrodynamique ; comme celle, enfin, des lois des sociétés humaines et de l'art de les gouverner, constitue la science de la législation et celles dites politiques.

Depuis quand, MESSIEURS, la législa-

tion est-elle une science?... Vous m'avez
tous répondu par avance : Depuis que
Montesquieu en a étudié l'*Esprit*, dans
l'ouvrage immortel qui porte ce titre.
Eh bien ! MESSIEURS, voulez-vous une
réponse concise à la question : *Qu'est-ce
que la Pathologie générale?* — C'est la
raison de nos actes : c'est aussi l'*Esprit*
de la Médecine.

Serez-vous surpris, après tout ce
que nous venons d'exposer, de la voir
enseignée, dans le passé comme dans le
présent, au sein de toutes les Ecoles?

En effet, c'est elle que Boërhaave
professait, il y a aujourd'hui un siècle,

et avec tant d'éclat, à Leyde; comme
Stahl à Halle, et Sauvages à Montpellier,
à la même époque.

A cette heure, un semblable enseignement fleurit dans le plus grand nombre
des Universités d'Europe; et les hommes
qui illustrent ces Chaires sont : Sthark
à Iena; Friedlander à Halle, là même
où l'ont professé et Stahl et Hoffmann;
Hartman à Vienne; Heker à Berlin, et
Starko à Weimar; Thompson à Edim-
bourg, à la Chaire même de *Pathologie
générale* qu'illustra Cullen; Fanzago à
Pavie, et M. Broussais à la Faculté de
Paris.

Quant à notre Ecole, c'est à la *Patho-logie générale* et à sa culture qu'elle doit d'avoir toujours été la continuation per-fectionnée de celle de Cos, dont elle s'est constituée, non à l'aide de faux titres, mais par une vraie consanguinité, la légitime héritière.

MESSIEURS LES ÉLÈVES,

On ne désarme pas les préventions irréfléchies et injustes, mais la bonne foi séduite mérite qu'on la détrompe.

Nous avons tâché de repousser des préjugés funestes contre la Pathologie,

en tant que science ; préjugés que ne com-
prennent pas toujours ceux qui mettent
le plus d'ardeur à les répandre. Nous
vous avons présenté la *Pathologie générale* comme une science grande et belle :
c'est ainsi qu'elle se montre, c'est ainsi
qu'elle doit vous apparaître.

Ne vous attendez pas pourtant à devenir pathologistes dans un jour, ni à
être familiers avec les secrets de l'art, la
première année de vos études. Non ; les
initiés aux mystères d'Eleusis ne l'étaient
pas de suite ; et, au sortir du temple
où le Dieu d'Epidaure dicte ses oracles,
vous aurez encore bien des doutes et
beaucoup d'incertitudes.

. Mais la science élémentaire précède toujours la grande science : et pour devenir un jour Praticiens habiles, Professeurs célèbres ou Ecrivains distingués, vous n'avez, MESSIEURS, qu'un seul moyen : — Soyez, à cette heure, Elèves studieux et Disciples dignes de vos savants Maîtres ; pour vous distinguer un jour parmi les Médecins, commencez par vous distinguer parmi vos Condisciples.

Puissions-nous donc trouver en vous des hommes dignes de perpétuer la gloire de cette Ecole !....

Puissions-nous contribuer, pour notre faible part, à vous inspirer le noble désir de l'accroître !......

Puissions-nous, enfin, vous voyant poursuivre avec chaleur et succès cette noble entreprise, nous écrier un jour, comme l'Orateur Romain à l'apparition du premier chef-d'œuvre de Virgile :

« Un espoir nouveau reluit pour Rome ! » *Spes altera Romœ !*.....

Fin.

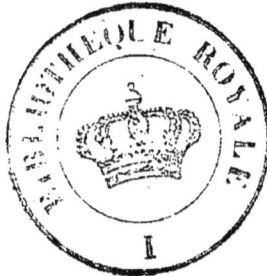